Der Weg zur Überwindung der Zahnarztphobie mag herausfordernd sein, aber jeder Schritt auf diesem Pfad führt zu mehr Mut und Selbstvertrauen.

Mit Entschlossenheit und den passenden Strategien können Sie die Ängste überwinden.

Ihre Reise zu einem angstfreien Zahnarztbesuch beginnt jetzt, und unser kompaktes Handbuch dient Ihnen dabei als nützliche Unterstützung zur Selbsthilfe.

# Ein Buch von:

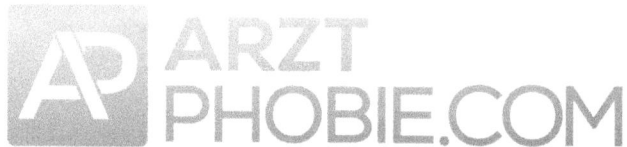

## Wir geben Tipps zur Selbsthilfe, wenn deine Angst einen Arztbesuch nicht ermöglicht.

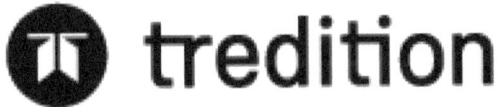

© 2024 Matthias Wiesmeier
Website: www.arztphobie.com

Druck und Distribution im Auftrag des Autors:
tredition GmbH, Heinz-Beusen-Stieg 5, 22926 Ahrensburg,
Germany

Die Publikation und Verbreitung erfolgen im Auftrag des
Autors, zu erreichen unter: tredition GmbH, Abteilung
"Impressumservice", Heinz-Beusen-Stieg 5, 22926
Ahrensburg, Deutschland.

Unser kompaktes Handbuch ist Ihr Wegweiser, um die **Angst vor dem Zahnarzt zu reduzieren.**

Es enthält bewährte Strategien für die **Zeit vor dem Termin**, unterstützende Ratschläge für **während des Besuchs** und **drei Soforttipps**, um **akute Angstmomente** zu bewältigen.

Zudem finden Sie hilfreiche Tipps, wie Sie als Elternteil Ihr **Kind** bei der Überwindung seiner Ängste vor dem Zahnarzt **unterstützen** können.

Unser Ansatz zielt darauf ab, **Schritt für Schritt** Ihre **Ängste abzubauen** und Ihnen zu einem entspannteren Umgang mit zahnärztlichen Behandlungen zu verhelfen.

Beginnen Sie jetzt Ihre Reise zur Angstreduzierung und entdecken Sie, wie Sie zahnmedizinische Probleme verhindern können, bevor sie sich verschlimmern.

Denn es liegt in Ihrer Macht, Ihre Zahnarztbesuche in positive und gesundheitsfördernde Erfahrungen zu verwandeln.

# INHALT

2) Einleitung

4) Symptome der Zahnarztangst

6) Nachteile der Zahnarztphobie

8) Kleine Schritte zum Ziel

10) Strategien für die Zeit vor dem Besuch

11) Entspannungsübungen

19) Psychotherapie

24) Zahnarztwechsel

**31) Strategien für den Besuch**

32) Kontrolle behalten

34) Musik hören

35) Serien oder Filme

36) Begleitperson

37) Hypnose

39) Medikamentöse Ansätze

**45) Drei Soforttipps für schnelle Hilfe**

46) Meditation

48) Kontrolle bewahren

50) Beruhigungs- & Schmerzmittel

**52) Rückfallprohylaxe**

**54) Tipps für Eltern**

**60) Fazit und Motivation**

# EINLEITUNG

Das Wichtigste gleich vorweg: Sie sind nicht allein! Die Angst vorm Zahnarzt gehört zu den **am weitesten verbreiteten Phobien** in ganz Deutschland. Nur vor Spinnen bzw. Käfern und großen Höhen fürchten sich noch mehr Menschen. Auf Platz drei der Statistik rangiert schon die Angst vorm Zahnarzt – in Fachkreisen als **Dentalphobie** oder **Dentophobie** bekannt.

**Statistik: Davor fürchten sich die Deutschen:**

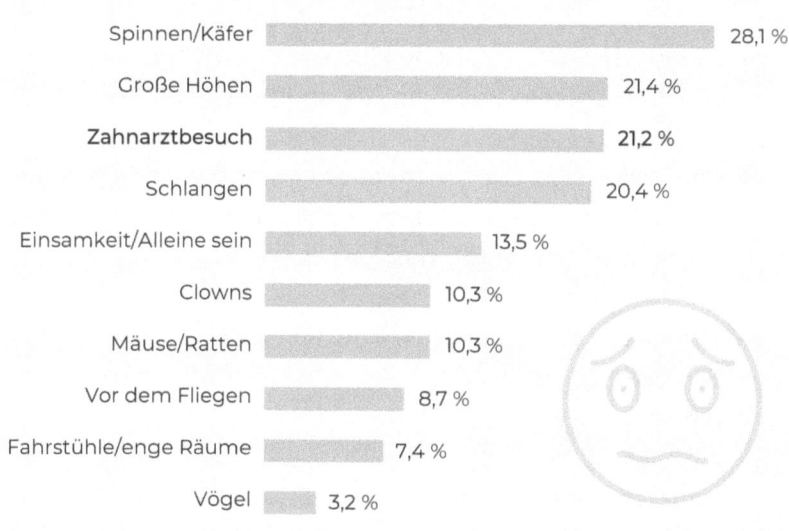

| | |
|---|---|
| Spinnen/Käfer | 28,1 % |
| Große Höhen | 21,4 % |
| Zahnarztbesuch | 21,2 % |
| Schlangen | 20,4 % |
| Einsamkeit/Alleine sein | 13,5 % |
| Clowns | 10,3 % |
| Mäuse/Ratten | 10,3 % |
| Vor dem Fliegen | 8,7 % |
| Fahrstühle/enge Räume | 7,4 % |
| Vögel | 3,2 % |

Dabei ist Zahnarztphobie nicht gleich Zahnarztphobie. Es existieren tatsächlich unterschiedliche Richtungen. Zum Beispiel gibt es neben der Dental-/Dentophobie noch die **Oralphobie** bzw. die **Odontophobie**. Beide Termini bezeichnen die Angst vorm Öffnen des Mundes (speziell, wenn es um die Mundhöhle geht).

# Ein kurzer Überblick über die verschiedenen Arten der Zahnarztangst:

- **Spritzen:** Wer ohnehin schon an einer Spritzenphobie leidet, der leidet auch beim Zahnarztbesuch.

- **Schmerzen:** Ein Besuch beim Zahnarzt wird automatisch mit (starken) Schmerzen assoziiert. Und das schreckt natürlich ab.

- **Behandlung:** Es ist die Behandlung an sich, die vielen Betroffenen Schweißperlen auf die Stirn treibt.

- **Geräusche:** Das typische Surren des Bohrers ruft bei vielen Phobikern Beklemmungsgefühle hervor.

- **Kontrollverlust:** Die Kontrolle über eine Situation aus der Hand zu geben und sich dem Zahnarzt vollständig auszuliefern, sorgt für massives Unwohlsein.

- **Ersticken:** Durch die mögliche Einschränkung des Schluckens und des Atmens kommt bei vielen Menschen Panik auf.

- **Gegenstände im Mund:** Dass ein anderer Mensch mit Geräten und Gegenständen in ihrem Mund herumhantiert, ist für viele eine absolute Horrorvorstellung.

Wer sich in einem dieser Punkte wiedererkannt hat, der leidet vermutlich an einer **Form von Dentalphobie (Zahnarztpboie)** – wie stark ausgeprägt diese auch immer sein mag. **Die Angst vorm Zahnarzt äußert sich dabei auf unterschiedliche Arten.**

## Zu den häufigsten Symptomen zählen:

- Schweißausbrüche
- Atemnot
- Kreislaufprobleme
- Schwindel
- Herzrasen
- Starke Übelkeit

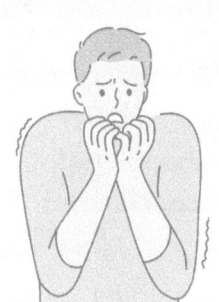

**Schweißausbrüche**: Schon bei dem Gedanken an einen bevorstehenden Zahnarztbesuch können bei Personen mit Zahnarztphobie Schweißausbrüche auftreten. Diese körperliche Reaktion intensiviert sich oft in der Zahnarztpraxis selbst, insbesondere beim Warten im Behandlungsraum oder bei der Vorstellung der bevorstehenden Behandlung. Schweißausbrüche sind ein typisches Zeichen für Angst und Stress.

**Atemnot**: Atemnot ist ein weiteres häufiges Symptom und kann sich bereits Tage vor dem Zahnarzttermin bemerkbar machen. Die Betroffenen fühlen eine Enge in der Brust und haben das Gefühl, nicht tief durchatmen zu können. Dieses Symptom kann sich beim Eintritt in die Zahnarztpraxis oder bei der direkten Konfrontation mit zahnärztlichen Instrumenten verschärfen.

**Kreislaufprobleme:** Kreislaufprobleme äußern sich häufig in Form von Schwächegefühlen oder Ohnmachtsneigungen. Diese können schon unterwegs zum Zahnarzt oder im Wartezimmer auftreten, besonders wenn die Person nervös ist und sich Sorgen um die bevorstehende Behandlung macht. Im Behandlungsstuhl können diese Probleme noch verstärkt werden.

**Schwindel:** Schwindelgefühle sind oft eine Begleiterscheinung der Zahnarztphobie. Sie können plötzlich auftreten, zum Beispiel beim Betreten der Praxis oder beim Anblick von zahnärztlichen Geräten. Schwindel kann ein Zeichen von extremer Angst sein und die Fähigkeit beeinträchtigen, sich auf die Behandlung einzulassen.

**Herzrasen:** Personen mit Zahnarztphobie erleben häufig ein beschleunigtes Herzschlagen oder Herzrasen, was schon bei der Terminvereinbarung beginnen kann. Diese Symptomatik steigert sich häufig in der Praxis, insbesondere wenn die Behandlung näher rückt, und kann von einer allgemeinen Unruhe begleitet sein.

**Starke Übelkeit (bis hin zum Erbrechen):** Übelkeit ist ein extremes Symptom, das bei manchen Betroffenen vorkommt. Es kann sich schon bei dem Gedanken an einen Zahnarztbesuch einstellen und bis zum Termin anhalten. In schweren Fällen kann es sogar zu Erbrechen kommen, besonders wenn die Angst überwältigend wird.

# DESHALB IST DIE ANGST VOR DEM ZAHNARZT 3-FACH PROBLEMATISCH

Den Besuch beim Zahnarzt konsequent auf die lange Bank zu schieben und sich auch bei auftretenden Schmerzen nicht zu überwinden, ist gleich **aus mehreren Gründen eine sehr schlechte Idee.**

Gesundheit → Ästhetik → Angst

- **Gesundheit**

Schmerzen sind ein untrügliches Zeichen dafür, dass **im Körper etwas nicht stimmt.** Nachhaltig lassen sich diese Schmerzen nur durch einen gezielten medizinischen Ansatz/Eingriff vertreiben. Wer versucht, sich mit Tabletten und anderen Medikamenten drüber zu retten, der belastet seinen Körper nicht nur übermäßig, sondern therapiert auch die Ursache nicht.

Bleiben beispielsweise **Entzündungswerte konstant hoch,** hat das mehr als **negative Auswirkungen auf unseren Organismus.** So begünstigen Infektionen des Zahnfleischs zum Beispiel potenziell lebensbedrohliche Erkrankungen wie etwa Schlaganfälle, Lungenentzündungen, Herzinfarkte oder Diabetes.

- **Ästhetik**

Gerade unsere Zähne spielen eine große Rolle, wenn es um den **ersten Eindruck** geht. Ist ein Zahn angegriffen, beschränken sich die Probleme nicht lange auf eine Stelle, sondern strahlen in den gesamten Mundraum aus. Darunter leidet die Ästhetik – und ganz besonders auch das **Selbstbewusstsein**.

- **Angst**

Unsere Ängste haben in den allermeisten Fällen nur wenig mit der Realität zu tun. Ja, bei einem Zahnarztbesuch stehen die Chancen hoch, dass es in der einen oder anderen Sekunde kurz etwas zwicken könnte. **Dafür ist die Sache danach erledigt.**

Wer aber nie den Mut aufbringt, sich seinen Phobien zu stellen und den Weg zum Zahnarzt zu suchen, der wird auch nie erfahren, dass es unterm Strich **gar nicht so schlimm** ist wie befürchtet. Die Dentalphobie entwickelt ein Eigenleben, das es Betroffenen immer schwieriger macht, sich zu überwinden.

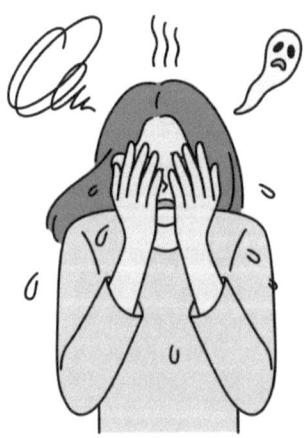

# KLEINE SCHRITTE ZUM ZIEL

Eine Phobie ist leider ein treuer Begleiter, sie lässt sich **nicht von einem auf den anderen Tag oder gar Moment einfach so ablegen.** Bis man sich tatsächlich von ihr befreit oder sie zumindest abgeschwächt hat, bedarf es einer Menge an Arbeit.

Der wichtigste Punkt zu Beginn: **Überfordern Sie sich nicht selbst!** Setzen Sie einen Fuß vor den anderen und gehen Sie kleine Schritte. Die bringen Sie auch an Ihr Ziel und sorgen dafür, dass während der Reise keine Frustration aufkommt. Wir präsentieren die zwei wichtigsten kleinen Schritte: Öffnen Sie sich und teilen Sie Ihr Leid!

## ÖFFNEN SIE SICH!

Phobien sind für Betroffene ausgesprochen belastend. Da man sich oftmals der Irrationalität seine Ängste bewusst ist, sind diese einem peinlich. Die Folge: Man verschließt sich, kapselt sich ab und steigert sich bis zu einem gewissen Grad in die Phobie hinein. Unser Rat: **Sprechen Sie mit einem Ihnen nahestehenden Menschen über Ihre Angst!** Machen Sie Ihre Phobie öffentlich! Sie werden sehen, dass Sie keinerlei soziale Ächtung oder anders geartete Nachteile fürchten müssen.

Ganz wichtig: Wählen Sie als Gesprächspartner jemanden aus, der garantiert **keine Angst vor dem Zahnarzt** hat. Durch gegenseitige Bestätigung der Befürchtungen kann die Phobie nämlich sogar noch verstärkt werden.

## ⊘ TEILEN SIE IHE LEID!

Das alte Sprichwort, dass **geteiltes Leid gleichzeitig auch halbes Leid** sei, hat auf jeden Fall einen wahren Kern. Ganz auf den Zuspruch ebenfalls Betroffener sollten Sie nämlich doch nicht verzichten. Suchen Sie online nach **Selbsthilfe-Gruppen gegen Zahnarztphobie**. Die sind nicht nur eine Anlaufstelle für alle, die an mehr oder weniger stark ausgeprägter Panik vorm Zahnarzt leiden.

In diesen Gruppen tummeln sich auch **Menschen, die Ihre Ängste überwunden haben** und mir ihren Erfahrungen anderen Betroffenen weiterhelfen möchten. So lernen Sie unterschiedliche Strategien kennen, an die Sie im ersten Moment vielleicht gar nicht gedacht haben.

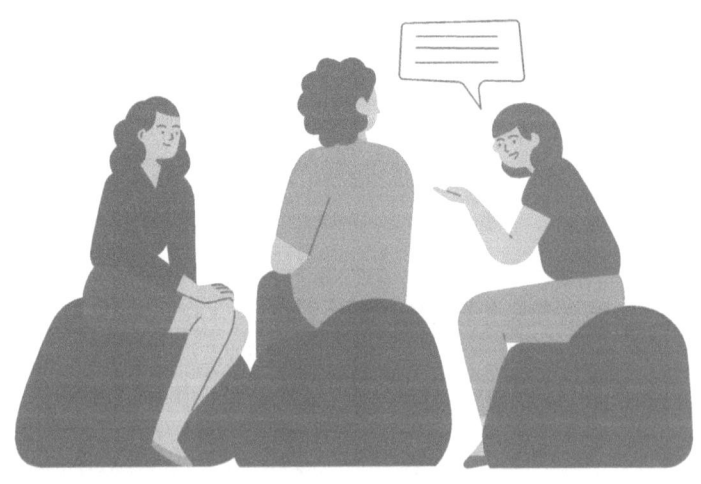

# STRATEGIEN FÜR DIE ZEIT VOR DEM PRAXISBESUCH

Die Panik vor dem Zahnarzt tritt nicht erst in Erscheinung, wenn man als Patient vor der Eingangstür der Praxis steht. Schon beim Gedanken an Bohrer und Absauger kommt die Angst hoch. Es ist daher sinnvoll, **bereits weit im Vorfeld eines Zahnarzttermins** die Dentalphobie zu adressieren und versuchen sie abzuschwächen. Dafür gibt es eine Reihe praktikabler und vielversprechender Ansätze.

**Unsere Vorschläge im Überblick:**

| Entspannungs-übungen | Psychotherapie | Zahnarztwechsel |
|---|---|---|

## ENTSPANNUNGSÜBUNGEN

Entspannungsübungen haben den großen Vorteil, dass sie **in jeder Situation angewendet** werden können, sobald man die Technik dahinter einmal beherrscht. Ob sich die Panik beim Gedanken an den anstehenden Besuch meldet oder ob man bereits auf dem Behandlungsstuhl liegt und sich ein neuer Schub ankündigt: Mit Entspannungsübungen lässt sich die eigene mentale Verfassung positiv beeinflussen – gezielt und durchaus nachhaltig.

# ⊙ MEDITATION

Meditationen gibt es in vielen verschiedenen Formen. Für die Linderung von Zahnarztphobie bieten sich besonders jene Varianten an, die **keine körperliche Betätigung** und **keine Bewegung** erfordern. Diese passiven Meditationstechniken lassen sich im Sitzen oder im Liegen durchführen.

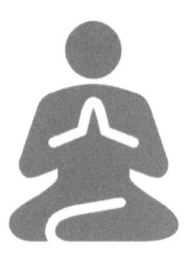

Besonders einfach und somit auch für Anfänger geeignet ist die sogenannte „**Stille Meditation**". Ziel ist die Herbeiführung eines Zustandes der völligen Gedankenlosigkeit. Erreicht werden soll dieser durch die immer wieder wiederholte Fokussierung der Aufmerksamkeit auf die Leere oder das Nichts. Dabei sitzen oder liegen Sie in bequemer Haltung und mit geschlossenen Augen und **konzentrieren sich auf die eigene Atmung.**

**Die wichtigsten Punkte des Ablaufs:**

- 4-5x ruhig durch die Nase ein- und ausatmen, um in der Meditation anzukommen
- Konzentration auf den Atem und lösen von den eigenen Gedanken
- Kurze Pause nach jedem Ein- und Ausatmen, bewusstes Erleben dieses „Stillstandes"
- Ängste, Sorgen und negative Gedanken in jedes Ausatmen legen, innere Unruhe weg atmen
- Mit der Zeit breitet sich eine gewisse Ruhe im Körper aus

Die Meditation sollte **mindestens 4-5 Minuten dauern** und kann bei Bedarf bzw. Gefallen natürlich auch verlängert werden. Bei den ersten Versuchen werden sich Ängste und Gedanken noch häufig melden und die Stille durchbrechen. Wer regelmäßig meditiert, wird aber merken, dass sich **Stille und Entspanntheit immer rascher einstellen und länger anhalten.**

Bevor ein Besuch beim Zahnarzt auf dem Programm steht, sollte man sich bereits **mehrmals mit der Stillen Meditation befasst** haben und so weit sein, dass man sie **auch in unangenehmen Situationen einsetzen** kann. Diese Technik ist dabei nur eine von vielen. Wer sich näher mit der Meditation als Mittel gegen Zahnarztphobie beschäftigen möchte, der findet online ungemein viel Material zu diesem Thema.

**Vorteile der Stille Meditation im Überblick:**

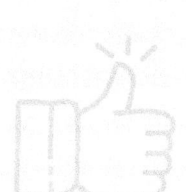

- Herzfrequenz sinkt

- Blutdruck sinkt

- Stress wird reduziert

- Geist wird klarer

- Innere Balance

- Gestärktes Selbstvertrauen

# AUTOGENES TRAINING

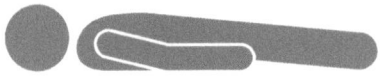

Beim autogenen Training handelt es sich um eine **Art der Selbsthypnose**. Ziel ist das Versetzen der körperlichen und vegetativen Funktionen in einen **Ruhezustand**.

**Zu diesen Funktionen zählen unter anderem:**

- Atmung
- Pulsschlag
- Durchblutung
- Stoffwechsel
- Verdauung

Selbst bei Depressionen oder Phobien kann autogenes Training für durchaus substanzielle Erleichterungen sorgen. Die Methode eignet sich deshalb so gut für die Milderung von Dentalphobie, weil sie **ohne viel Aufwand erlernt** und später **in verschiedensten Situationen eingesetzt** bzw. abgerufen werden kann.

Das Training dauert in der Grundstufe lediglich **20-30 Minuten** und **besteht aus sechs Übungen**, in deren Zentrum stets ein eigenes Mantra/eine eigene Formel steht. Diese müssen Sie sich immer und immer wieder vorsagen, so die Umgebung ausblenden und sich nur auf sich selbst konzentrieren. Wiederholen Sie Ihr Mantra 5-6 mal, bis Sie das Einsetzen des gewünschten Zustandes auch tatsächlich bemerken.

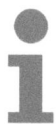

## Positivität und Ich-Bezogenheit

*Die Formeln/Mantras des autogenen Trainings müssen stets auf dieselbe Art und Weise formuliert werden. In **Ich-Form** und ausnahmslos **positiv**. „Die Angst verschwindet!" ist beispielsweise kein guter Satz. Besser ist: **„Ich bin mutig!"***

Den Beginn der Übung bildet eine sogenannte **Ruhephase**. Perfekt ist es, auf dem Rücken im Bett zu liegen. Wer gerade im Büro ist, der kann die sogenannte „Kutscherhaltung" einnehmen, sich also mit dem Ellebogen auf den Oberschenkeln abstützen. Dadurch neigt sich der Oberkörper leicht nach vorne. Leiten Sie die erste Phase mit der Formel „Ich bin ruhig!" ein. Danach folgt die erste Übung.

### 1. Die Schwere

Sorgt für tiefe Entspannung durch **angesteuertes Erschlaffen der Muskeln**. Konzentrieren Sie sich nacheinander auf jeweils ein Körperteil und stellen Sie sich vor, wie dieser schwerer und schwerer wird. Beginnen Sie zum Beispiel mit einem Arm. Nach und nach breitet sich so im gesamten Körper ein Entspannungsgefühl aus, die Durchblutung der Muskeln geht einfacher vonstatten.

> **Mantra-Vorschlag:** „Mein linker Arm ist schwer." „Mein ganzer Körper ist schwer."

## 2. Die Wärme

Nachdem der Körper sich nun schwer anfühlt, spielen Sie den kompletten Ablauf aus Übung eins noch mal durch und stellen sich dabei vor, wie jedes Körperteil warm und wärmer wird. Das Ziel ist die **Weitung Ihrer Blutgefäße** und damit einhergehende, weitere Verbesserung der Durchblutung.

> Mantra-Vorschlag: „Mein linker Arm ist warm."
> „Mein ganzer Körper ist warm."

## 3. Der Atem

Eine **gleichmäßige und ruhige Atmung** vertieft die Entspannung nochmals. Der Wechsel von Brust- zur Bauchatmung ist anzustreben.

> Mantra-Vorschlag: „Ich atme gleichmäßig und ich atme ruhig."

## 4. Das Herz

Fokussieren Sie sich nun auf Ihren Herzschlag und hören Sie ihm dabei zu, wie er immer **langsamer und langsamer** wird. Der Pulsschlag normalisiert sich, die Pulsfrequenz ebenso.

> Mantra-Vorschlag: „Mein Herz schlägt ruhig."

## 5. Das Sonnengeflecht

Richten Sie Ihren **Fokus nun also auf das Sonnengeflecht** und sorgen Sie so dafür, dass sich der **Magen und die inneren Organe entspannen.** Der Bereich wird besser durchblutet und die Produktion von Magensäure reguliert. Gleichzeitig kommt es zu einer Steigerung der Eigenbewegungen des Darms.

> **Mantra-Vorschlag:** „Mein Sonnengeflecht ist strömend warm."

*Was ist das Sonnengeflecht?*

*Was für Nicht-Fachkundige nach klassischer Esoterik klingt, ist tatsächlich ein normaler Begriff aus der Medizin. Als „Sonnengeflecht" wird ein Geflecht aus Nerven und Fasern bezeichnet, welches Teil des vegetativen Nervensystems ist und die Form eines unregelmäßigen Ringes mit Strahlen aufweist. Es findet sich zwischen Brustbein und Bauchnabel, an der Hinterwand der Bauchhöhle zwischen Magen und Hauptschlagader. Das Zentrum bilden zwei Nervenknoten, das Geflecht dient dem Austausch von Informationen und Steuerungsimpulsen zwischen Hirnstamm und Bauch- bzw. Verdauungsorganen.*

## 6. Der Kopf

Vom Bauch geht es nun hinaus zum Kopf. Die Gesichtsmuskeln werden locker, Verspannungskopfschmerzen lassen nach.

> ☺ **Mantra-Vorschlag:** „Meine Stirn ist kühl." ☺

Am Ende jedes autogenen Trainings wartet normalerweise die sogenannte **Rücknahme**. Dieser Abschnitt dient dazu, Sie wieder fit für die Herausforderungen des Alltags zu machen. Als Dentalphobiker ist es allerdings wichtig, das eigene Erregungsniveau so niedrig wie möglich zu halten, den Zustand der Entspannung also für lange Zeit zu konservieren.

Nehmen Sie sich die Zeit, die Sie benötigen, **um autogenes Training auch wirklich zu beherrschen**. Erst wenn Sie sich sicher fühlen, können Sie den nächsten Zahnarzttermin buchen. Wenden Sie die Technik dann vor Ort an und gehen Sie tiefenentspannt ins Behandlungszimmer.

Sollte es nötig sein, können Sie sich auf dem Zahnarztstuhl nochmals am autogenen Training versuchen, um so weit wie möglich wieder zum Zustand der Tiefenentspannung zurückzufinden.

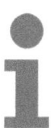

## Vor und während dem Besuch!

Abschließend ist uns eine Sache noch besonders wichtig: All die hier vorgestellten Entspannungstechniken sind **nicht ausschließlich für die Vorbereitung** gedacht. Sie haben den Vorteil, dass sie auch problemlos während der Zahnarzt-Session angewendet werden können und somit selbst in dieser emotionalen Extremsituation für Erleichterung sorgen.

Denken Sie daran, dass Übung den Meister macht. Je öfter Sie autogenes Training praktizieren, desto leichter wird es Ihnen fallen, es in Stresssituationen, wie einem Zahnarztbesuch, anzuwenden. Dadurch kann die Erfahrung wesentlich weniger beängstigend und viel angenehmer werden. Nehmen Sie sich die Zeit, um diese Techniken regelmäßig zu üben, und Sie werden feststellen, dass Ihre Angst vor dem Zahnarztbesuch mit der Zeit deutlich abnimmt.

# PSYCHOTHERAPIE

Eine Psychotherapie hilft Ihnen dabei, Ihre **Angst zu verlernen**. Somit ist sie die **nachhaltigste Variante**, wenn es um die Behandlung einer Dentalphobie geht. Tatsächlich existieren mehrere unterschiedliche therapeutische Ansätze.

Welcher für Sie am ehesten infrage kommt, hängt von der Ausprägung Ihrer Phobie ab.

- <u>Verhaltenstherapie:</u> Diese Methode kommt am häufigsten zum Einsatz, da sie **ergebnisorientiert** aufgebaut ist und relativ **schnell gute Ergebnisse** liefert. Sie ist dann besonders geeignet, wenn es dem Patienten abseits der Dentalphobie weitestgehend gut geht.

- <u>Psychotherapie</u>: Sollte die **Zahnarztangst nur eine Facette einer weitreichenderen Störung** sein, der Patient zum Beispiel zusätzlich unter einer **Depression** leidet – empfiehlt ein Psychologe meist die langfristige, aber gründlichere **tiefenpsychologische Psychotherapie**.

## ⊚ VERHALTENSTHERAPIE

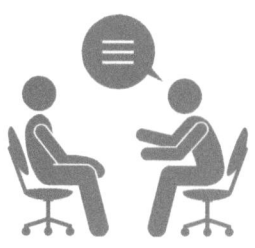

Im Zentrum einer Verhaltenstherapie stehen üblicherweise das **Entdecken und das Korrigieren von schädlichen bzw. dysfunktionalen Handlungs- und Denkmustern.**

Der Grundgedanke dahinter ist, dass unser Verhalten erlernt ist und bewusst wieder verlernt werden kann. Ersetzt wird es durch neue und rationalere Denk- und Handlungsweisen.

Wir navigieren uns mithilfe sogenannter **Kognitionen** durch unseren Alltag. Vorgefasste Urteile und Denkmuster helfen uns, die Komplexität unserer Umgebung auf ein praktikables Maß zu reduzieren.

**Zu den typischen Kognitionen eines Dentalphobikers gehören folgende Beispiele:**

- Die Zahnbehandlung ist zu schmerzhaft!
- Ich will und kann keine Schmerzen ertragen!
- Das Geräusch des Bohrers versetzt mich in Panik!
- Vom typischen Geruch einer Zahnarztpraxis wird mir schlecht!
- Der Zahnarzt wird wegen meiner kaputten Zähne eine schlechte Meinung von mir als Person haben!

Im Rahmen der kognitiven Verhaltenstherapie gehen Patienten gemeinsam mit ihrem Therapeuten all diese Vorurteile und Denkweisen durch, prüfen Sie auf ihren **tatsächlichen Wahrheitsgehalt** und finden Gründe dafür, warum die ganze Sache eigentlich auch ganz anders aussehen könnte.

Ein weiterer Punkt der Therapie ist das **Herausarbeiten der Ursachen für die negativen Einstellungen.** Gab es schlechte Erfahrungen? Haben Sie als Kind nur negative Dinge über Zahnärzte vermittelt bekommen?

Ziel der Verhaltenstherapie ist es, die negativen Kognitionen gegen neue, positive Denkweisen auszutauschen

## **Einige Beispiele:**

- Seit meinem letzten Zahnarztbesuch haben sich die Anästhetika weiterentwickelt. Sie wirken jetzt besser, der Schmerz wird noch umfassender gedämpft.

- Ja, das Geräusch des Bohrers ist zwar unangenehm, in Wahrheit aber auch auszuhalten. (Dasselbe gilt übrigens für den Geruch in der Praxis.). Zudem gibt es die Möglichkeit, einen Kopfhörer zu verwenden.

- Zahnärzte verdienen an meinen Zähnen besonders viel, so gesehen bin ich der Jackpot – er freut sich über mein Erscheinen!

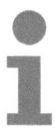

### Die Kasse zahlt:

*Ist die Angst vorm Zahnarzt derart groß, dass selbst dringend notwendige Eingriffe nicht vorgenommen werden, so ist das ein klarer Fall für eine **symptomorientierte Psychotherapie.** Krankenkassen teilen diese Einschätzung und **übernehmen die Kosten** einer Behandlung durch einen zugelassenen Spezialisten meist bereitwillig.*

*Es sollte jedoch betont werden, dass eine solche Therapie wirklich nur im äußersten Notfall in Betracht gezogen werden sollte. In vielen Fällen können die in diesem Buch vorgestellten Methoden und Tipps bereits ausreichend sein, um die Zahnarztangst zu reduzieren. Dies ist eine deutlich stressfreiere und oft auch effektivere Herangehensweise, um mit der Angst umzugehen, ohne sofort zu intensiveren medizinischen oder therapeutischen Maßnahmen greifen zu müssen.*

Eine umfassende und langfristige Verhaltenstherapie dauert **üblicherweise 40 Stunden.** Falls der Therapeut gute Argumente hat, verlängern die Kassen auf bis zu 80 Stunden. Hat der Patient allerdings ausschließlich mit einer Zahnarztphobie zu kämpfen, reichen die 40 Stunden in der Regel aus.

Vielversprechend sind außerdem sogenannte **Kurzinterventionen.** Therapeuten und Zahnärzte arbeiten in diesen Programmen zusammen, der gewünschte Erfolg stellt sich meist nach 3-5 Stunden ein.

# DESENSIBILISIERUNG BEI ZAHNARZTANGST

Im Rahmen einer Desensibilisierung werden Phobiker kontrolliert mit ihrer Angst konfrontiert. Üblicherweise läuft dieser Ansatz in drei Schritten ab:

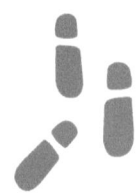

**1** Schritt 1: Gemeinsam mit ihrem Therapeuten **gedanklich ins Wartezimmer einer Zahnarztpraxis reisen** und sich die typischen Geräusche und Gerüche vorstellen.

**2** Schritt 2: Kann das Betrachten eines **Videos einer Dentalbehandlung** sein.

**3** Schritt 3: Der tatsächliche **Besuch einer Zahnarztpraxis.**

Durch die wiederholte Auseinandersetzung mit dem Angstreiz erlernt der Patient **Bewältigungsstrategien.** Er spürt seine Panik zwar, merkt nach einer Zeit aber auch, dass sie nachlässt. All das kann natürlich nur funktionieren, wenn ein dafür ausgebildeter Psychotherapeut die Führung übernimmt und darauf achtet, seinen **Patienten nicht zu überfordern.** Will jemand zu schnell zu viel erreichen, könnte das sogar negativen Konsequenzen haben und die Angst noch verstärken.

# ZAHNARZTWECHSEL

Nirgends steht geschrieben, dass Sie für immer und ewig bei Ihrem Stamm-Zahnarzt bleiben müssen.

Niemand hat einen Langzeitvertrag unterschrieben. Fühlen Sie sich also nicht wohl, dann können Sie sich jederzeit nach einer Alternative umsehen. Ein schlechtes Gewissen müssen Sie wegen eines möglichen Wechsels übrigens keines haben.

Mit Ihrer Entscheidung bringen Sie ja nicht zwangsläufig zum Ausdruck, dass Ihr alter Zahnarzt ein unfähiger Vertreter seiner Berufsgruppe gewesen sei. Manchmal löst sich die **Blockade im Kopf** aber nur durch einen **kompletten Neuanfang**.

Und genau den stellt der Wechsel in eine neue Praxis dar. Sie lösen dadurch die angesprochene Blockade und nehmen das Heft des Handelns wieder in Ihre Hand. Sie **holen sich auch hier die Kontrolle** zurück.

Auf der nächsten Seite finden Sie eine Reihe an Tipps, die Sie bei der Suche nach einer neuen, geeigneten Zahnarztpraxis unterstützen sollen.

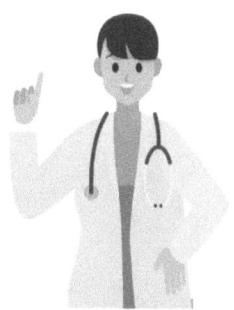

# CHECKLISTE: DIE RICHTIGE ZAHNARZTPRAXIS FINDEN

Wer sich in seiner Stammpraxis wohlfühlt, der hat ziemlich sicher weniger Hemmungen, einen Zahnarzttermin wahrzunehmen.

Die Phobie schwächt sich etwas ab oder baut sich gar nicht erst auf, wird nie problematisch. Wer bereits Angstpatient ist, profitiert aber genauso von der richtigen Arztwahl. Wir haben deshalb eine **praktische Checkliste** für Sie zusammengestellt, die Ihnen dabei helfen soll, die richtige Zahnarztpraxis zu finden.

Natürlich ist die **Schwerpunktsetzung von Mensch zu Mensch verschieden.** Während einer Gruppe von Patienten die räumliche Nähe besonders wichtig ist, haben andere kein Problem damit, eine längere Anreise in Kauf zu nehmen. Die Checkliste versteht sich somit als **Wegweiser und Ratgeber.**

Als erstes betrachten wir die Prioritäten nach denen der Zahnarzt ausgesucht werden sollte. Sobald diese Grundlage gelegt ist und Sie sich über Ihre Prioritäten klar geworden sind, ist es Zeit, sich auf die Suche nach vielversprechenden Arztpraxen zu machen.

# ① REIHUNG DER PRIORITÄTEN

Die für Sie passende Arztpraxis finden Sie nur dann, wenn Sie sich **im Vorfeld darüber klar werden, was Ihnen wichtig ist.** Keine Schmerzen – das ist klar. Allerdings sollte dies nicht das einzige Auswahlkriterium sein. Wir haben ein paar Fragen für Sie gesammelt, die Ihnen bei der Priorisierung helfen können.

- **Räumliche Nähe:** Ist es mir wichtig, die Praxis gut und schnell erreichen zu können? Immerhin ist der Weg zurück in den „sicheren Hafen" des eigenen Zuhauses kürzer, wenn sich die Praxis in der (unmittelbaren) Umgebung befindet.

- **Informationen:** Ist es mir wichtig, vom Arzt ausführlich über den Ablauf der Behandlung aufgeklärt zu werden? Oder würden die Detailkenntnisse nur meine Nervosität fördern? Benötige ich weiterführende Informationen oder bin ich mit einer guten Behandlung zufrieden?

- **Intimsphäre:** Wie wichtig ist mir die Wahrung der Privatsphäre? Will ich eine Begleitperson zu den Besprechungen und Behandlungen mitbringen?

- **Mitspracherecht:** Möchte ich bei den zu treffenden Entscheidungen mitreden können oder vertraue ich voll und ganz dem Arzt?

- **Zweite Meinung:** Ist es mir wichtig, eine zweite Meinung einzuholen? Wenn ja: Wie geht der erste Arzt mit diesem Bedürfnis um?

## ② RECHERCHE

Um eine Auswahl treffen zu können, ist es **wichtig, sich zu informieren**. Unser Rat: Zapfen Sie mehrere Kanäle an!

- Hören Sie sich näher in Ihrem **persönlichen Umfeld** um. Fragen Sie explizit nach **Erfahrungen Ihrer Freunde und Bekannten** mit deren Zahnärzten. Sprechen Sie dabei ruhig an, dass Sie unter einer Zahnarztphobie leiden.

- **Nutzen Sie Selbsthilfeforen.** Die Dentophobie zu den am weitesten verbreiteten Ängsten in Deutschland. Entsprechend finden Sie im Internet thematisch relevante Selbsthilfeforen, in denen andre Angstpatienten Ihre Erfahrungen mit Ihren Zahnärzten schildern.

- Suchen Sie im Netz gezielt nach Websites von Zahnarztpraxen, die sich auf die Behandlung von Angstpatienten spezialisiert haben. Diese zu finden ist nicht schwer. Da auch die Ärzte selbst über den großen Bedarf Bescheid wissen, gibt es mittlerweile viele Portale, die sich auf die Sammlung und Präsentation von Angstpatienten-Praxen fokussieren. Sie müssen also nicht mehr jeden einzelnen Web-Auftritt nach relevanten Informationen durchforsten, sondern können in einer passenden Vorauswahl stöbern.

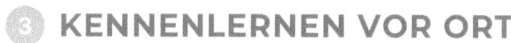

# KENNENLERNEN VOR ORT

Nun haben Sie eine Vorauswahl getroffen und können sich daran machen, Ihre Favoriten einzeln zu kontaktieren, um jeweils einen **Erstberatungstermin** zu vereinbaren. Dieser Schritt ist entscheidend, denn ein persönliches Gespräch gibt Ihnen oft einen tieferen Einblick in die Praxis und das Behandlungsteam. Es ermöglicht Ihnen auch, die **Atmosphäre vor Ort zu spüren** und zu beurteilen, ob sie für Sie angenehm ist.

- Notieren Sie Ihre wichtigsten Fragen unbedingt vorher auf einem Zettel und nehmen Sie diesen zum Gespräch mit. Er dient als Gedankenstütze, um ja keinen für Sie relevanten Punkt zu vergessen. Denken Sie daran, dass es keine "dummen" Fragen gibt, besonders wenn es um Ihre Gesundheit und Ihr Wohlbefinden geht. Jede Frage, die Sie haben, ist es wert, gestellt zu werden.

- Hören Sie dabei unbedingt auf Ihre innere Stimme. Fühlen Sie sich vom ersten Moment an wohl? Fühlen Sie sich gut behandelt? Ist das Praxisteam einfühlsam und verständnisvoll im Umgang mit Ihren Ängsten? Ihre Intuition kann Ihnen oft wichtige Hinweise darauf geben, ob Sie die richtige Wahl getroffen haben.

- Gehen Sie offen mit Ihrer Angst um – und erwähnen Sie die Sorgen auch schon beim ersten Kontakt. Ein offener Umgang mit Ihrer Angst ist der erste Schritt zu einer vertrauensvollen Patienten-Arzt-Beziehung. Eine einfühlsame und verständnisvolle Reaktion ist ein gutes Zeichen für einen sensiblen Umgang mit Ihrer Situation.

# ④ ENTSCHEIDUNGSFINDUNG

Sind alle Informationen eingeholt und alle potenziellen Zahnarztpraxen besucht, ist es an der Zeit, eine **Entscheidung zu treffen**.

Welche Option nun den Zuschlag bekommen soll, können wir Ihnen an dieser Stelle auch nicht sagen. Die Auswahl müssen Sie selbst treffen. Was wir Ihnen allerdings raten würden: Hören Sie auf Ihr Gefühl! Durch das Abarbeiten der ersten drei Punkte haben Sie einen Eindruck davon gewonnen, wie gut Sie sich in den jeweiligen Praxen aufgehoben fühlen. Und das ist in Wahrheit eines der wichtigsten Kriterien, wenn nicht überhaupt das Allerwichtigste.

Haben Sie den Eindruck, in guten Händen zu sein, sinken die Hemmschwellen und die Panik lässt bis zu einem gewissen Grad nach.
Zum Abschluss haben wir die wichtigsten Punkte nochmals zusammengefasst und eine praktische Checkliste zum Abhaken für Sie gebastelt. So haben Sie immer im Blick, welche Aufgaben Sie schon erledigt haben und wo noch Handlungsbedarf besteht.

**Unser Tipp: Kopieren Sie die Liste vor dem Ausfüllen.** So bleibt die ursprüngliche Variante stets frei von Eintragungen und kann problemlos wiederverwendet werden. Sie finden die Checkliste auf der nächsten Seite.

# Checkliste:
## Als Angstpatient den richtigen Zahnarzt finden

- Prioritätenreihung
  - Räumliche Nähe
  - Informationen
  - Intimsphäre
  - Mitspracherecht
  - Zweite Meinung

- Recherche
  - Persönliches Umfeld
  - Online-Foren
  - Spezialisierte Websites

- Kennenlernen
  - Kontaktaufnahme (Telefon oder E-Mail)
  - Offen und ehrlich sein
  - Wichtigste Fragen
  - Innere Stimme

- Entscheidungsfindung

# STRATEGIEN FÜR DEN ZAHNARZTBESUCH

Das Fundament ist nun gelegt, Entspannungstechniken und/oder Psychotherapie können Ihnen dabei helfen, Ihre Zahnarztphobie so weit unter Kontrolle zu bekommen.

Aber, je **näher der vereinbarte Termin rückt,** desto eher kann die **Panik** aber wieder an die Oberfläche gespült werden.

Außerdem: Manchmal hat man gar keine Zeit für lange Vorbereitungen. Die Schmerzen sind JETZT unerträglich, eine Behandlung ist akut nötig.

**Die besten Tipps zusammengefasst:**

- Kontrolle behalten
- Musik hören
- Filme/Serien schauen
- Begleitperson mitnehmen
- Hypnose anwenden (lassen)

## ⊙ KONTROLLE BEHALTEN

Für viele Menschen spielt der unweigerliche **Kontrollverlust**, den man im Zuge eines Zahnarztbesuches erleidet, eine große Rolle in ihrer Phobie. Sich völlig einem Zahnarzt auszuliefern, ruft bei ihnen ein Gefühl der Beklemmung hervor.

Nicht selbst für seine Schmerzbelastung verantwortlich zu sein, ist eine ausgesprochen unangenehme Empfindung. Für die meisten Menschen zumindest.

So nachvollziehbar das Problem auch ist, so einfach kann es gelöst werden. **Legen** Sie gemeinsam mit Ihrem Arzt noch **vor Behandlungsbeginn ein Zeichen fest**, das den Wunsch nach sofortiger Unterbrechung Ihrerseits signalisieren soll. Das **Stoppschild**. Die rote Ampel.

Am besten eignet sich dafür das **Heben der Hand**. Warum andere Signale eher nicht infrage kommen, ist recht einfach zu erklären:

- Einen gehobenen Fuß sieht der Arzt eventuell nicht sofort, da die Bewegung weit außerhalb des Sichtfelds passiert.
- Bei einem Kopfnicken kann er mit dem Bohrer oder einem anderen Instrument abrutschen. Die Verletzungsgefahr für den Patienten wäre zu hoch.

*Sprechen ist aufgrund der zeitweise sehr vielen Geräte, die sich in der Mundhöhle des Patienten befinden, sowieso nicht möglich.*

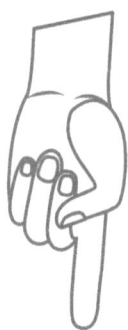

Achten Sie aber darauf, dass Sie **jene Hand heben, die auch tatsächlich frei ist.** Der Arzt sitzt während der Behandlung üblicherweise an Ihrer Seite. Und zwar auf jener, von der aus er besser zum beschädigten Zahn kommt. Reißen Sie nun die dem Arzt nahe Hand nach oben, kann es passieren, dass Sie ihn stoßen und er sein Instrument verreißt. Deshalb immer für die Hand entscheiden, die nicht direkt beim Zahnarzt liegt.

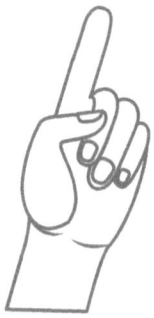

## ⊚ MUSIK HÖREN

Musik hat eine faszinierende Wirkung auf den Menschen. Sie kann uns aufputschen oder beruhigen.

Sie kann außerdem als Zeitmaschine funktionieren, die uns gedanklich in Sekundenbruchteilen zurück in eine besonders eindrucksvolle Situation transportiert. Außerdem koppelt sie uns bis zu einem gewissen Grad von unserer Umgebung ab. Und genau hier wird sie als Strategie gegen Panik interessant.

Ihr Zahnarzt hat sicher nichts dagegen, dass Sie **während der Behandlung Kopfhörer/Ohrhörer tragen** und darüber Ihre Lieblingsmusik lauschen. Die vertrauten Klänge sorgen für eine entspannte Grundstimmung und senken die Nervosität.

**Achtung**: Falls Sie gerne über die bevorstehende Behandlung informiert werden möchten, **führen Sie dieses Gespräch noch vor dem Start.** Ihr Arzt kann Ihnen dabei die einzelnen Schritte erklären und Ihnen so einen Ausblick auf die kommende halbe Stunde verschaffen. Wenn Sie sich mit Musik vom aktuellen Geschehen weitestgehend abkoppeln wollen, blenden Sie gleichzeitig auch den Mediziner aus und machen eine Kommunikation mit ihm quasi unmöglich.

## ⦿ SERIEN ODER FILME SCHAUEN

Im Grunde handelt es sich hierbei um eine **andere Variante der Ablenkung** durch Musik.

Auch unsere Lieblingsserie oder unser Lieblingsfilm kann uns bis zu einem gewissen Grad aus der Realität herausnehmen und uns in eine eigene Welt eintauchen lassen. Nutzen Sie Ihr Smartphone oder Tablet, das Sie ohnehin dabei haben, im Behandlungszimmer, um sich abzulenken und zu entspannen. Laden Sie vorher Ihre Lieblingsmedien darauf, damit Sie während der Behandlung darauf zugreifen können.

Es ist jedoch wichtig, diesen Ansatz vorab mit Ihrem Zahnarzt zu besprechen, um sicherzustellen, dass dies während der Behandlung möglich und angemessen ist.

Unser Tipp: **Legen Sie sich eine kleine Auswahl zurecht** und entscheiden Sie dann kurzfristig, worauf Sie Lust haben. Außerdem ist es wichtig, Serien oder Filme mit der richtigen Länge auszuwählen. Dauert die Sitzung nicht lange, reicht eine Folge meist aus. Hat der Zahnarzt mehr zu tun, kann es auch schon einmal ein kurzer Film sein. Ein weiterer Grund dafür, warum die Besprechung der anstehenden Behandlung im Vorfeld wichtig ist.

## ❯ BEGLEITPERSON MITNEHMEN

Manchmal hilft es schon, wenn man weiß, dass ein **lieber Mensch mit im Raum ist**, dem Ihr Wohlbefinden am Herzen liegt.

Sie können sich immer wieder kurz austauschen, in stark belastenden Situationen seine Hand drücken oder einfach über die Augen Kontakt halten.

Die Anwesenheit einer vertrauten Person kann eine zusätzliche Ebene der Beruhigung und Sicherheit bieten. Diese Person kann nicht nur emotionalen Beistand leisten, sondern auch dabei helfen, das Gespräch mit dem Zahnarzt zu führen, insbesondere wenn Sie sich zu ängstlich fühlen, um selbst Fragen zu stellen oder Bedenken zu äußern. Zudem kann der Begleiter auch nach der Behandlung eine wichtige Rolle spielen, indem er Sie nach Hause begleitet und sicherstellt, dass Sie sich erholen. Es ist jedoch wichtig, dass sich die Begleitperson ihrer Rolle bewusst ist und die Behandlung nicht stört. Sie sollte daher bereit sein, den Anweisungen des Praxispersonals zu folgen und die Privatsphäre anderer Patienten zu respektieren.

**Auch hier gilt wieder:** Im Voraus mit dem Arzt abklären, ob es grundsätzlich überhaupt erlaubt ist, eine Begleitperson mitzubringen. Zudem ist wichtig zu wissen, wie präsent der Begleiter sein darf oder wie stark er sich im Hintergrund halten muss.

## ⊙ HYPNOSE ANWENDEN (LASSEN)

Hypnose ist eine Variante, die Sie leider nicht selbst durchführen können (auch, wenn autogenes Training der ganzen Sache schon sehr nahekommt).

Entsprechend ausgebildete Ärzte versetzen Ihre Patienten mithilfe spezieller Techniken in einen **Zustand der Tiefenentspannung.** Da sich unter dem Schlagwort „Hypnose" viele Menschen aber unterschiedliche Dinge vorstellen, folgen nun ein paar Spezifizierungen.

Zunächst einmal lassen sich tatsächlich **zwei Arten von Hypnose** definieren: die direkte und die indirekte Hypnose.

- <u>Direkte Hypnose:</u> Dabei handelt es sich um jene Variante, die vermutlich die allermeisten von uns im Kopf haben, wenn sie das Wort „Hypnose" hören. Hierbei wird **durch das Schwingen eines Pendels ein Schlafzustand ausgelöst.** Bekannt aus diversen TV-Showformaten.

- <u>Indirekte Hypnose:</u> Hier steht ein **Gespräch zwischen Patient und Zahnarzt** im Vordergrund, das einen veränderten Bewusstseinszustand auslösen soll.

Bei der in der Zahnmedizin angewandten indirekten Hypnose ist es keineswegs so, dass der Patient in einen willenlosen Zustand versetzt wird. Er kann sich **jederzeit zu Wort melden und die momentane Behandlung unterbrechen.** Es geht bei diesem Ansatz vielmehr darum, den Blick nach innen zu richten, den Körper herunterzufahren und unangenehme Umgebungseindrücke auszublenden.

Die Hypnose sorgt dafür, dass er **Patient keinen Schmerz mehr empfindet.** Aber Mensch bleibt eben Mensch, manche Reaktionen sind nicht vorherzusehen. Deshalb wird die Hypnose **zusätzlich noch mit einer örtlichen Betäubung abgesichert.** Allerdings ist die notwendige Dosis im Fall hypnotisierter Patienten im Vergleich mit Unhypnotisierten durchschnittlich um ein Viertel geringer.

Hypnose ist grundsätzlich für jeden Patienten geeignet. Zahnärzte bevorzugen sie besonders dann, wenn eine längere Behandlung wie etwa das Schleifen von Kronen oder das Ziehen von Weisheitszähnen ansteht.

**Daneben bringt die Hypnose weitere Vorteile mit sich:**

- Reduzierung von Stress und Panik bei angespannten oder ängstlichen Patienten
- Ersatz bei Unverträglichkeit von Betäubungsmitteln
- Hilfe bei stark ausgeprägtem Würgereiz
- Begleitende Maßnahme rund um Kiefergelenkserkrankungen oder Verspannungen der Kaumuskulatur

Und das Verfahren hat noch einen weiteren, nicht zu unterschätzenden Pluspunkt: **den graduellen Abbau von Ängsten und Phobien.** Wer wiederholt die Erfahrung macht, dass ein Besuch beim Zahnarzt nicht mit unerträglichen Schmerzen einhergeht, der gerät beim Gedanken daran nicht mehr so schnell in Panik. Die Hypnose ist in dieser Hinsicht sehr hilfreich, weil sich dank ihr die Sitzungen beim Zahnarzt subjektiv weitaus weniger schmerzhaft darstellen als ohne Hypnose.

# MEDIKAMENTÖSE ANSÄTZE

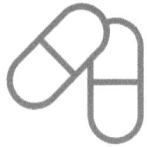

Die kurzfristige medikamentöse Behandlung von Angstpatienten hat ein einziges Ziel:

*Sie in einen Zustand zu bringen, in dem sie keine Angst vor dem anstehenden Eingriff haben und der Zahnarzt problemlos arbeiten kann. Der Fachbegriff dafür lautet schlicht „Sedierung".*

Wie so viele andere Wörter stammt auch dieses aus dem Lateinischen. „Sedare" bedeutet dabei nichts anderes als „beruhigen". Angestrebt wird die **Dämpfung von Funktionen des zentralen Nervensystems.** Die eingesetzten Medikamente werden Sedativa genannt.

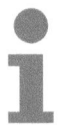

### Behandeln vs. Ausblenden

*Eine Tablette reicht also und die Panik ist wie weggeblasen? Klingt auf den ersten Blick zu schön, um wahr zu sein. Ist es am Ende des Tages auch. Zwar ist eine Sedierung sehr wirksam, an der grundlegenden Existenz der Zahnarztphobie ändert dieses Vorgehen allerdings nichts.*

Nun ist Sedierung nicht gleich Sedierung. Es gibt sanftere Methoden, bei denen der Patient zwar noch bei **vollem Bewusstsein** ist, den auf ihn wartenden Herausforderungen allerdings entspannt entgegenblickt. Und dann gibt es Optionen, die den Patienten komplett **ruhigstellen** und quasi temporär ausknipsen.

**Die gängigsten Varianten sind die Sedierung mit Lachgas, der Dämmerschlaf und die Vollnarkose.**

*Obwohl in ihrer Intensität doch unterschiedlich, gilt für alle drei Möglichkeiten: Bitte immer erst dann darauf zurückgreifen, **wenn es wirklich gar nicht mehr anders geht**. Immerhin werden Ihrem Körper so Stoffe zugeführt, die dort von Natur aus eigentlich nicht vorhanden sind.*

### *Als letzten Ausweg betrachten!*

Der Einsatz von Sedativa sollte als letzte Option betrachtet werden, da sie zwar die Symptome lindern, aber die Ursache der Zahnarztphobie unberührt lassen. Selbsthilfestrategien und die eigenständige Überwindung der Angst bieten eine nachhaltigere Lösung, da sie direkt an der Wurzel des Problems ansetzen. Auf diese Weise vermeiden Sie die Risiken und Nebenwirkungen von Medikamenten und erlangen eine dauerhafte Bewältigung Ihrer Angst.

# ◉ LACHGAS

Das geruchlose aber leicht süßlich schmeckende Gas wird dem Patienten über eine Nasenmaske zugeführt. Es **wirkt angstlösend, schmerzstillend und entspannend.**

Ängste werden gedämpft, der Würgereiz gemindert. Die Behandlung mit Stickoxydul (N2O) hat den Vorteil, dass der Patient die gesamte Zeit über ansprechbar bleibt und sich mit dem Arzt unterhalten kann.

Der Ansatz ist übrigens nicht neu, sondern fand **bereits im 19. Jahrhundert** seinen Fixplatz in der Medizin. Die Vorgehensweise wird weltweit millionenfach angewendet und ist entsprechend gut erprobt und zuverlässig. Dennoch kann es bei einer Behandlung **in seltenen Fällen zu Nebenwirkungen** kommen.

**Zu den bekanntesten unerwünschten Effekten von Lachgas zählen:**

- Schwindel

- Verstärktes Schwitzen

- Übelkeit

- Kopfschmerzen

- Innere Unruhe

- Leichte Verstimmungen

# ⊙ DÄMMERSCHLAF

Die nächste Stufe der Sedierung ist der Dämmerschlaf. Der in der Fachsprache **Analogsedierung** genannte Vorgang wird individuell abgestimmt, der Arzt verabreicht über einen Venenzugang Schmerz- und Beruhigungsmittel. Sobald die Medikamente zu wirken beginnen, ist der Patient zwar nicht völlig weggetreten, Schmerzen nimmt er allerdings nicht mehr wahr. In seinem Dämmerzustand kann er weiterhin Kommandos umsetzen und eigenständig atmen. Dennoch ist während der gesamten Behandlung ein Anästhesist anwesend.

Anders als bei der Lachgasbehandlung bekommt der Patient von der Behandlung nichts mit, ein therapeutischer Nutzen hinsichtlich seiner Phobie ist also nicht vorhanden. Dazu kommt, dass die Krankenkasse die zusätzlichen Kosten einer Analogsedierung nicht übernimmt.

Ein weiterer Nachteil des Dämmerschlafs ist, dass der Patient nach der Behandlung häufig **keine klare Erinnerung** an den Eingriff hat. Dies kann für einige beruhigend sein, bedeutet jedoch auch, dass **keine positive Erfahrung mit der Zahnbehandlung** aufgebaut wird, die langfristig zur Überwindung der Phobie beitragen könnte.

Darüber hinaus erfordert der Dämmerschlaf eine längere Erholungszeit nach dem Eingriff, und der Patient benötigt oft eine Begleitperson, die ihn nach Hause bringt.

## ⊗ VOLLNARKOSE

Das wirklich letzte Mittel. Wenn alle anderen Ansätze und Methoden nicht den gewünschten Erfolg gebracht haben, bleibt noch die Möglichkeit der Vollnarkose. Da dieses Vorgehen aber eine **größere Belastung für den Körper** darstellt und immer wieder Komplikationen auftreten, ist diese Variante allerdings nur eine Notlösung.

Besonders dann, wenn mehrere Sitzungen innerhalb weniger Wochen durchgeführt werden müssen, ist es absolut nicht ratsam, jedes einzelne Mal auf eine Vollnarkose zu setzen. Zudem kann der Patient nicht aktiv mitarbeiten und dem Arzt somit nicht signalisieren, wenn es Probleme geben sollte.

Die Kosten sind besonders hoch, da für ihre Durchführung ein speziell ausgebildeter Anästhesist anwesend sein muss, der während der Behandlung die künstliche Beatmung überwacht. Üblicherweise gehört die Vollnarkose beim Zahnarzt **nicht zum klassischen Leistungsportfolio von Krankenkassen**.

Nicht jeder Arzt bietet die vorgestellten Behandlungsvarianten an. Eine entsprechende Praxis zu finden ist aber nicht schwierig. Eine Suchmaschinen-Recherche genügt in der Regel, um entsprechende Optionen in Ihrer Umgebung zu entdecken. Die schlussendliche Entscheidung für eine spezielle Praxis sollten Sie ohnehin nur fällen, nachdem Sie sich vor Ort umgesehen und mit dem Zahnarzt gesprochen haben.

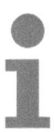

### Dentalphobie: Beruhigungsmittel vom Hausarzt

*Sie haben als Patient auch selbst die Möglichkeit, sich um eine medikamentöse Dämpfung Ihrer Panik zu kümmern. Vereinbaren Sie einen Termin mit Ihrem Hausarzt und besprechen Sie mit ihm Ihre Dentalphobie. Erkennt der Arzt, dass keine Kontraindikationen bestehen, wird er Ihnen ein Medikament verschreiben, das sowohl entspannend als auch angstlösend wirkt.*

*Wichtig ist dabei, dass Sie, falls Sie ein solches Präparat eingenommen haben, Ihren Zahnarzt vor Beginn der Behandlung unbedingt darüber informieren. Dies ist entscheidend, um Wechselwirkungen mit anderen Medikamenten zu vermeiden und die Behandlung sicher zu gestalten. Beachten Sie auch die Risiken einer möglichen Suchtgefahr und verwenden Sie diese Medikamente mit äußerster Vorsicht und ausschließlich unter medizinischer Aufsicht. Eine zu häufige Anwendung kann zudem zur Toleranzentwicklung führen und die Wirksamkeit des Medikaments verringern.*

*Derartige Präparate stellen immer nur die allerletzte Möglichkeit dar, wenn sonst nichts funktioniert. Von ihnen kann nämlich eine nicht unerhebliche Suchtgefahr ausgehen.*

# DREI SOFORTTIPPS FÜR SCHNELLE HILFE

Eine Arztphobie lässt sich voll und ganz tatsächlich nur durch kontinuierliche Arbeit überwinden. Allerdings fehlt in vielen Situationen dafür einfach die Zeit.

Manchmal muss es schnell gehen, manchmal muss die Panik kurzfristig beiseitegeschoben werden. Auch in diesen Fällen möchten wir Ihnen gerne zur Seite stehen.

Deshalb haben wir drei der unserer Meinung nach besten und wirksamsten Soforttipps gegen die Zahnarztphobie gesucht. Drei Methoden, die Sie jederzeit anwenden können. Geworden ist es eine Sammlung aus Techniken, die wir in diesem Buch bereits vorgestellt haben, und neuen Ansätzen, die auf den vorhergegangenen Seiten in dieser Form und in diesem Umfang noch nicht vorgekommen sind.

Diese Soforttipps zielen darauf ab, Ihnen **schnelle Linderung** zu bieten und die Angst vor dem Zahnarztbesuch zu minimieren. Sie sind **einfach anzuwenden** und können einen großen Unterschied in Ihrem Empfinden machen, ohne dass Sie tiefgreifende Veränderungen in Ihrem Leben vornehmen müssen.

So können Sie mit mehr Gelassenheit und weniger Stress Ihren Zahnarzttermin wahrnehmen. Unsere Methoden sind praxiserprobt und basieren auf zahlreichen Erfahrungen von Betroffenen, die ähnliche Ängste überwunden haben.

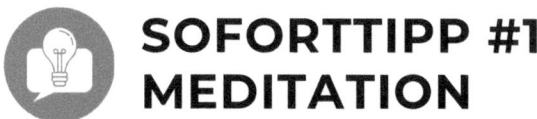

# SOFORTTIPP #1
# MEDITATION

Meditation hilft Ihnen dabei, **sich selbst psychisch aus belastenden Situationen rauszuholen.** Funktionieren kann das über die Regulation des vegetativen Nervensystems. Damit Sie mit einer Meditationstechnik Ihrer Wahl im Behandlungsraum dann auch wirklich brauchbare Ergebnisse erzielen können, ist es wichtig, **im Vorfeld zu Hause zu üben.** Die Meditation erstmals auf dem Zahnarztstuhl auszuprobieren, ist eindeutig zu spät.

Wir haben weiter vorne die sogenannte „**Stille Meditation**" für Sie erklärt. Für alle, die direkt zu den Soforttipps geblättert haben, kommt an dieser Stelle noch mal das Wichtigste kompakt zusammengefasst.

Die Stillmeditation ist vergleichsweise einfach und eignet sich deshalb auch besonders gut für Anfänger. Im Zentrum steht die **wiederholte Fokussierung aufs Nichts.** Wichtig ist, im Sitzen oder Liegen die Augen geschlossen zu halten und sich **in absoluter Stille auf die eigene Atmung zu konzentrieren.**

Die Stille Meditation ist keine besonders zeitintensive Angelegenheit. Die empfohlene Mindestdauer liegt bei lediglich 4-5 Minuten, kann aber in Eigenregie jederzeit problemlos verlängert werden. Wichtig: Erwarten Sie am Anfang nicht zu viel. Wie so viele andere Dinge ist auch eine Meditation Übungssache. Wer sich ihr mit einer gewissen Regelmäßigkeit widmet, wird aber bald Verbesserungen merken. Und wer sie dann wirklich beherrscht, kann sie im Wartezimmer einer Zahnarztpraxis einsetzen, um sich selbst zu beruhigen.

**Der konkrete Ablauf der Stille Meditation sieht dann folgendermaßen aus:**

- Um in der Meditation anzukommen, atmen Sie 4-5x ruhig durch die Nase ein und aus

- Konzentrieren Sie sich auf Ihre Atmung und lösen Sie sich so von Ihren Gedanken

- Machen Sie nach jedem Ein- und Ausatmen eine kurze Pause und erleben Sie diesen „Stillstand" bewusst

- Legen Sie nun alle Sorgen, Ängste und negativen Gedanken in das Ausatmen, atmen Sie die innere Unruhe einfach weg

- Spüren Sie, wie sich mit der Zeit eine wohltuende Ruhe im gesamten Körper ausbreitet

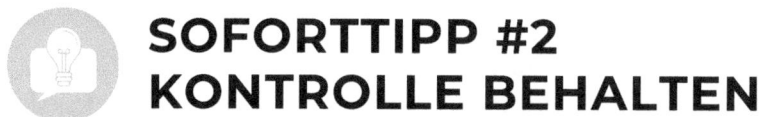

# SOFORTTIPP #2
# KONTROLLE BEHALTEN

Eines der größten Probleme für Dentalphobiker ist neben der Erwartung der Schmerzen der Umstand, sich vollständig einem anderen Menschen ausliefern zu müssen. Wer sich auf den Behandlungsstuhl setzt, gibt die Kontrolle über die Situation zwangsläufig ab.

Sich diese Kontrolle zurückzuholen, ist zum Glück alles andere als schwierig. **Vereinbaren Sie vor Behandlungsbeginn einfach ein Notstopp-Zeichen mit Ihrem Zahnarzt.** Eine rote Ampel, die immer dann ins Spiel kommt, wenn die Situation für Sie unangenehm wird oder die Schmerzen zu groß sind.

**Unser Tipp:** Das **Heben einer Hand** eignet sich bestens als dieses Zeichen. Andere Möglichkeiten klingen im ersten Moment vielleicht gut, sind in der Praxis aber ungeeignet.

## Wir erklären warum:

- Die **Füße** befinden sich nicht direkt im erweiterten Sichtfeld des Zahnarztes, sie sind hinter dem Tisch mit den Instrumenten oder dem Oberkörper der Assistentin verborgen. Es ist also durchaus möglich, dass er Arzt einen angehobenen Fuß als Notfallzeichen nicht sofort sieht.

- Bei einer zahnmedizinischen Behandlung sollte der **Kopf** stets so ruhig wie möglich liegen. Nur unter dieser Voraussetzung kann der Arzt auch wirklich konzentriert arbeiten. Nickt der Patient mit dem Kopf, stört das die Behandlung, der Arzt kann mit seinen Instrumenten abrutschen, die Verletzungsgefahr für den Patienten wäre zu hoch.

- Auch Sprechen eignet sich nicht als Notfalls-Zeichen, kann sich der Patient aufgrund der Instrumente in seinem Mund bekanntlich nicht gut artikulieren. Bis der Arzt verstanden hat, was der Patient möchte, könnte zu viel Zeit vergehen.

Besonders wichtig ist in diesem Zusammenhang, dass Sie nur jene Hand heben, die sich auch gefahrlos bewegen lässt. Üblicherweise ist das jene Hand, die sich gegenüber vom Arzt befindet. Mit der anderen könnten Sie durch das Aufheben Instrumente runterschmeißen, den Wasserbecher umkippen oder den Arzt stören.

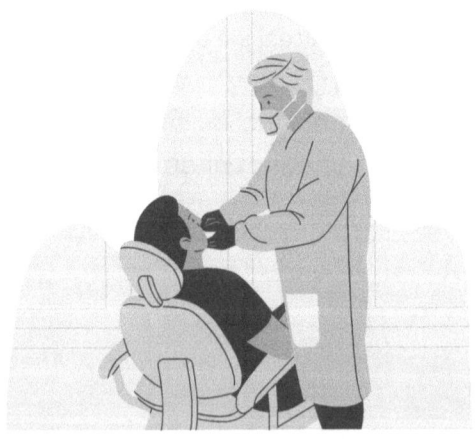

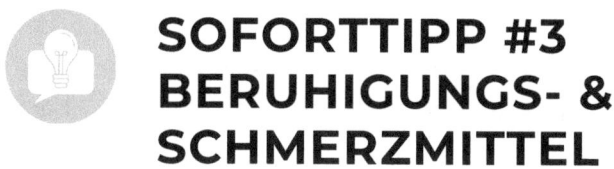

# SOFORTTIPP #3 BERUHIGUNGS- & SCHMERZMITTEL

Durch die Einnahme von Beruhigungsmitteln arbeiten Sie zwar nicht an der grundlegenden Behebung Ihrer Zahnarztphobie, manchmal sind die Medikamente aber genau das, was jetzt gerade am meisten hilft.

Steht unerwarteterweise ein Zahnarztbesuch an, weil die Schmerzen einfach unerträglich stark geworden sind, dann ist es zu spät, eine Meditation einzulernen oder sich durch autogenes Training selbst zu „hypnotisieren". Hier und jetzt helfen lediglich Beruhigungsmittel.

Die wirklich **potenten Präparate** (z. B. Benzodiazepine) gibt allerdings **ausnahmslos nur auf Rezept**. Besuchen Sie deshalb unbedingt noch Ihren Hausarzt, bevor sich ein dentalmedizinischer Termin ankündigt. Seien Sie offen, verschweigen Sie nichts und schildern Sie ihm Ihr Problem.

Das Beruhigungsmittel in der Tasche **hilft dann auf zweierlei Arten**. Da wäre zunächst die Primärwirkung, die bereits kurze Zeit nach der Einnahme einsetzt.

Dazu kommt das Wissen über die problemlose Verfügbarkeit des Mittels. Allein ein entsprechendes Medikament in der Tasche zu haben, beruhigt den Geist und dämpft die Phobie ein wenig.

Wer keine Beruhigungsmittel einnehmen möchte, der kann es mit sanften **Schmerzmitteln aus der Apotheke** versuchen. Die sind in der Regel ohne Rezept erhältlich und unterdrücken die Schmerzempfindung bis zu einem gewissen Grad. **Besonders wichtig: Die Art des Schmerzmittels muss passen!**

**Präparate, die die Blutgerinnung hemmen, sind ungeeignet.** Ihre Einnahme kann zu Komplikationen führen und sollte vor dem Zahnarztbesuch deshalb unbedingt vermieden werden. Weisen Sie Ihren Apotheker im Verkaufsgespräch deshalb unbedingt auf die angedachte Einsatzart hin. Er wird rasch das passende Mittel für Sie finden.

**Apropos Apotheker: Milde Beruhigungsmittel** wie etwa Nerventees bekommen Sie bei Ihrer Apotheke rezeptfrei. Schildern Sie Ihre Situation und lassen Sie sich entsprechend beraten. Oder Sie **sprechen mit Ihrem Hausarzt über Ihre Situation.** Auch der kann in nur wenigen Sekunden eine Liste mit unbedenklichen und rezeptfreien Präparaten zusammenstellen, welche die Angst vorm Zahnarzt mildern.

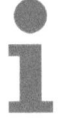

### *Achtung: Suchtgefahr!*

*Besonders potente Schmerz- und Beruhigungsmittel werden vom Hausarzt nur dann verschrieben, wenn es auch wirklich notwendig ist. Die Medikamente erfüllen zwar ihren Zweck, verfügen aber über ein erhebliches Suchtpotenzial. Seien Sie sich dieser Risiken stets bewusst!*

# RÜCKFALLPROPHYLAXE

Wer es einmal geschafft hat, seine Zahnarztangst zu überwinden, der **darf zurecht stolz auf sich sein.** Neben den verschwundenen Schmerzen ist besonders die Erleichterung ein ausgesprochen schönes Gefühl.

Dieser eine Besuch bedeutet allerdings nicht, dass die Phobie für immer überwunden ist und nie wieder zurückkommt. Eine **vernünftige Rückfallprophylaxe ist deshalb enorm wichtig.** Geben Sie Ihrer Phobie gar nicht erst die Möglichkeit, zurückzukehren.

Unser Tipp an dieser Stelle: Machen Sie **einmal im Jahr einen Termin beim Zahnarzt.** Zur Kontrolle. Auch wenn Sie gar keine Beschwerden haben sollten, ist es immer eine gute Idee, einen Experten nach dem Rechten sehen zu lassen.

Regelmäßige Besuche helfen, das Gefühl der Normalität im Umgang mit Zahnarztterminen zu stärken und fördern eine dauerhafte Überwindung der Angst.

Als ehemaliger Angstpatient profitieren Sie auf zwei Arten von dieser Regelmäßigkeit.

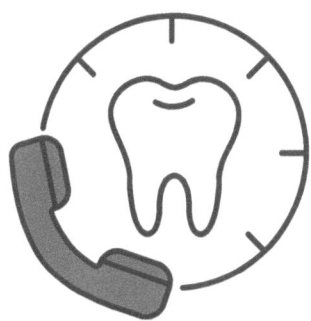

##  GESUNDHEIT

Ihre **Mundgesundheit verbessert sich durch regelmäßige Kontrolltermine** beim Zahnarzt deutlich. Der Profi kann bereits auf kleinste Veränderungen reagieren und Schmerzen in ihrer Entstehung verhindern.

## TRAINING

Nach einem Zahnarztbesuch verblassen die Erinnerungen daran mit der Zeit. Besonders die guten. Denn wenn etwas problemlos über die Bühne hinterlässt dies weit weniger Eindruck, als wenn Sie mit Schmerzen und Problemen zu kämpfen hatten. Während also die positiven Aspekte langsam verblassen, bleiben die negativen Erfahrungen länger präsent.

**Aber**: Ihre Erinnerung täuscht Sie! Der Eingriff war gar nicht so schlimm, das sich ankündigende Comeback der Dentalphobie ist nicht nötig. Verhindern lässt es sich durch den regelmäßigen Besuch in einer Zahnarztpraxis. Sie hören die Bohrer, sie nehmen den typischen Geruch wahr. Ihre Psyche bleibt im Training, die Erinnerungen frisch. Deshalb hat die Angst vorm Zahnarzt viel weniger Chancen, sich zurückzumelden.

# TIPPS FÜR ELTERN

Wenn es um den Zahnarztbesuch geht, stehen auch viele **Kinder** vor einer großen Herausforderung. Die Angst vor dem Zahnarzt bei Kindern ist nicht nur eine verbreitete Reaktion, sondern auch eine völlig normale.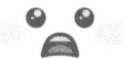

Sie ähnelt in vielerlei Hinsicht der Angst von Erwachsenen, ist jedoch bei Kindern oft noch intensiver. Warum? Weil Kinder eine lebhafte Fantasie haben und Neues oft anders wahrnehmen und verarbeiten als Erwachsene.

Für Eltern kann es eine Herausforderung sein, **angemessen auf diese Ängste zu reagieren**. Die Rolle der Eltern ist dabei entscheidend, denn sie sind die Hauptbezugspersonen und das Sicherheitsnetz des Kindes. Sie haben die Aufgabe, das Kind zu beruhigen, zu unterstützen und ihm Sicherheit zu vermitteln.

Dies beginnt mit dem **Verständnis** dafür, dass die Angst des Kindes real und ernst zu nehmen ist. Das Minimieren oder Ignorieren der Ängste kann dazu führen, dass sich das Kind unverstanden und allein gelassen fühlt.

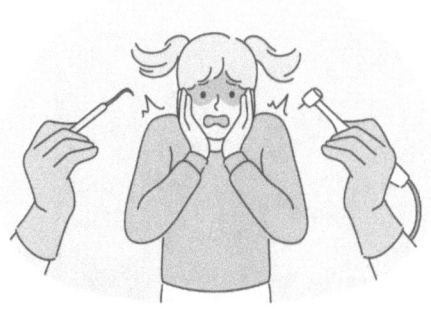

Ein weiterer wichtiger Punkt ist, dass Kinder oft auf die emotionalen Signale ihrer Eltern reagieren. Wenn Eltern selbst Angst vor dem Zahnarzt haben oder nervös sind, kann dies auf das Kind übertragen werden. Daher ist es wichtig, dass Eltern ihre eigene Haltung überprüfen und versuchen, eine positive und beruhigende Atmosphäre zu schaffen.

Darüber hinaus ist es entscheidend, dass Eltern sich der Bedeutung des Zahnarztbesuchs bewusst sind. Es geht nicht nur darum, Karies oder Zahnprobleme zu behandeln oder zu verhindern.

Der Zahnarztbesuch ist auch eine wichtige Lektion in Sachen Gesundheitsvorsorge und Selbstfürsorge. Indem Kinder lernen, den Zahnarzt als Teil ihrer Gesundheitsroutine zu akzeptieren, legen sie den Grundstein für lebenslange gesundheitliche Gewohnheiten.

**In der folgenden Abhandlung stellen wir sieben Tipps vor, wie Eltern ihre Kinder unterstützen können, wenn es um die Überwindung der Angst vor dem Zahnarzt geht.**

Das Ziel ist es, Eltern zu befähigen, ihre Kinder bestmöglich durch diese oft schwierige Erfahrung zu begleiten.

## ▶ FRÜHZEITIGE GEWÖHNUNG

Beginnen Sie früh damit, Ihr Kind an den Zahnarztbesuch zu gewöhnen. Nutzen Sie kindgerechte Bücher oder Spiele, um eine **positive Assoziation mit dem Zahnarzt zu** schaffen. Erklären Sie die Wichtigkeit gesunder Zähne und stellen Sie den Zahnarzt als Helfer dar, ohne negative Worte oder beängstigende Geschichten zu verwenden.

Ziel ist es, eine **positive Grundlage** zu schaffen, auf der das Kind den Zahnarztbesuch als normalen und **nicht bedrohlichen Teil der Gesundheitspflege** ansieht. Dieser Ansatz hilft, Ängste abzubauen, bevor sie sich manifestieren können, und schafft eine Vertrauensbasis gegenüber dem Zahnarzt.


## ▶ OFFENE KOMMUNIKATION

Es ist sehr nützlich, **offen und altersgerecht** mit Ihrem Kind über den Zahnarztbesuch zu sprechen. Erklären Sie, was passieren wird, und **beantworten Sie alle Fragen ehrlich, aber beruhigend. Vermeiden Sie dabei beängstigende Worte.** Nehmen Sie die Ängste Ihres Kindes ernst und besprechen Sie diese. Versichern Sie ihm, dass es während des Termins nicht alleine sein wird und dass der Zahnarzt da ist, um zu helfen.

Eine offene Kommunikation hilft Ihrem Kind, sich auf den Besuch vorzubereiten und Ängste abzubauen. Darüber hinaus kann das Erklären von einfachen zahnmedizinischen Vorgängen in einer kindgerechten Sprache dazu beitragen, das Unbekannte **greifbar** und **weniger beängstigend** zu machen.

## ⊗ VORBILDFUNKTION

Als Elternteil ist es wichtig, eine positive Einstellung zum Zahnarzt zu vermitteln. Wenn Sie selbst Angst vor dem Zahnarzt haben, versuchen Sie, diese nicht zu zeigen. **Sprechen Sie positiv über Ihre eigenen Erfahrungen oder bleiben Sie neutral und unterstützend.**

Ihr Verhalten kann Ihrem Kind helfen, eine entspannte und vertrauensvolle Haltung zu entwickeln. Kinder ahmen oft das Verhalten ihrer Eltern nach, daher ist Ihre Einstellung ein wesentlicher Faktor bei der Formung ihrer Wahrnehmung.

## ⊗ RICHTIGE ZAHNARZTWAHL

Die Auswahl eines **kinderfreundlichen Zahnarztes**, der Erfahrungen im Umgang mit ängstlichen Kindern hat, ist essenziell. Eine Praxis, die eine einladende und **beruhigende Atmosphäre** bietet, kann Ängste erheblich reduzieren.

Besuchen Sie die Praxis vorab mit Ihrem Kind, damit es sich mit der Umgebung vertraut machen kann. Ein Zahnarzt, der geduldig und einfühlsam mit Kindern umgeht, kann einen großen Unterschied in deren Wahrnehmung des Zahnarztbesuchs machen.

Sprechen Sie mit Ihrem Kind darüber, was es sich von einem Zahnarztbesuch erhofft und suchen Sie gemeinsam nach einer Praxis, in der sich Ihr Kind **wohl fühlt**. Das Einbeziehen des Kindes in die Auswahl des Zahnarztes kann ihm das Gefühl geben, Kontrolle über die Situation zu haben und seine Ängste zu verringern.

## ⟩ BELOHNUNGSSYSTEM

Ein **Belohnungssystem** kann effektiv sein, um Kindern den Zahnarztbesuch schmackhaft zu machen. Eine kleine Belohnung oder Lob nach dem Termin kann Wunder wirken. Wichtig ist, dass **Belohnungen nicht immer materiell sein müssen.** Anerkennung und Lob für den Mut des Kindes sind oft ebenso effektiv und stärken das Selbstvertrauen sowie die positive Einstellung zum Zahnarztbesuch.

Sprechen Sie mit Ihrem Kind, was als Belohnung als angemessen empfunden wird. Es könnte etwas Einfaches wie ein **Spielabend, das Lieblingseis nach dem Spielplatz** oder die Auswahl des nächsten **Familienausflugs** sein.

## ⟩ ROLLENSPIELE UND VORBEREITUNG

Rollenspiele können eine spielerische und effektive Methode sein, um Kindern zu helfen, ihre Angst vor dem Zahnarzt zu überwinden. Indem Sie gemeinsam mit Ihrem Kind **Zahnarztbesuche nachspielen,** kann Ihr Kind in einer sicheren und **vertrauten Umgebung lernen,** was es beim Zahnarzt erwartet. Sie können dabei die **Rolle des Zahnarztes übernehmen** und Ihr Kind **schrittweise durch typische Abläufe einer Untersuchung führen.**

Solche Rollenspiele ermöglichen es Ihrem Kind, **Fragen zu stellen** und sich **mit dem Prozess vertraut zu machen,** was die **Angst vor dem Unbekannten reduziert.** Durch diese Methode gewinnt das Kind Vertrauen und Verständnis für den Ablauf einer Zahnarztbehandlung, was die Angst vor dem realen Besuch mindern kann.

# POSITIVE VERSTÄRKUNG UND GEDULD

Unser letzter wichtiger Tipp ist die Anwendung von **positiver Verstärkung und Geduld.** Bestärken Sie Ihr Kind für jeden kleinen Schritt, den es auf dem Weg zur Überwindung seiner Angst macht.

Loben Sie Ihr Kind für seine Tapferkeit und betonen Sie, wie stolz Sie auf sein Verhalten sind. Seien Sie **geduldig, wenn Ihr Kind Rückschritte macht** oder mehr Zeit benötigt, um sich an die Idee eines Zahnarztbesuchs zu gewöhnen.

**Vermeiden Sie Druck oder negative Kommentare, da diese die Angst verstärken können.** Durch kontinuierliche positive Verstärkung und Geduld helfen Sie Ihrem Kind, Vertrauen aufzubauen und sich sicherer zu fühlen, was langfristig zu einer positiven Einstellung gegenüber zahnärztlichen Besuchen führt.

Abschließend lässt sich sagen, dass die Unterstützung Ihres Kindes bei der Überwindung der Zahnarztangst ein Prozess ist, der Geduld, Verständnis und positive Verstärkung erfordert. Durch die Anwendung dieser Tipps können Sie eine unterstützende Umgebung schaffen, in der Ihr Kind lernt, Zahnarztbesuche als einen normalen und wichtigen Teil der Gesundheitsvorsorge zu sehen. **Mit Ihrer Hilfe und Führung kann Ihr Kind lernen, seine Ängste zu überwinden und eine gesunde Einstellung zur zahnärztlichen Pflege zu entwickeln.**

# FAZIT UND MOTIVATION

Wie jede andere Phobie hat auch die Zahnarztphobie das Potenzial, sich negativ auf den Alltag, das Sozial- und das Berufsleben von Betroffenen auszuwirken.

**Die Überwindung dieser Panik kann und muss deshalb das Ziel sein.** Ein Ziel, dass sich allerdings **nicht von heute auf morgen erreichen** lässt.

Um die Zahnarztangst wirklich hinter sich lassen zu können, brauchen Sie Zeit. Und Sie müssen sich eingestehen, tatsächlich unter einer Phobie zu leiden.

**Nur mit absoluter Ehrlichkeit** ist eine signifikante Verbesserung der Situation überhaupt möglich.

Die Behandlung einer Dentalphobie kann grundsätzlich in drei großen Blöcke unterteilt werden:

- **Strategien für die Zeit vor dem Arztbesuch**
- **Strategien für den Arztbesuch selbst**

Diese Blöcke enthalten **langfristige Strategien** ebenso wie **Methoden der akuten Hilfe**. Sie können dabei aus einer breiten Palette an sanften Möglichkeiten wählen, die in manchen Fällen aber etwas Training oder Vorbereitungszeit benötigen. Erlernen Sie eine einfache aber **beruhigende Atemtechnik**, beschäftigen Sie sich mit dem **Ansatz der Autosuggestion und der Visualisierung** oder setzen Sie vor Ort auf simple **Ablenkung durch Musik oder Serien.** Das Arsenal an Möglichkeiten ist prall gefüllt.

Sollte keiner der vorgestellten Methoden zum Erfolg führen, besteht noch die Möglichkeit, seinen Ängsten durch Medikamente so weit Herr zu werden, dass eine Behandlung mehr oder weniger problemlos durchgeführt werden kann. Allerdings ist hier Vorsicht geboten! Viele Präparate wie Schmerz- oder Beruhigungsmittel haben **erhöhtes Suchtpotenzial.** Die Einnahme darf deshalb keinesfalls länger dauern, als vom Hausarzt verordnet. Der zweite negative Punkt: Eine **medikamentöse Behandlung schafft die Zahnarztphobie nicht aus der Welt**, sondern unterdrückt sie lediglich für einen gewissen Zeitraum. Nachhaltig und gesund ist dieser Ansatz somit nicht.

Wer seine Angst vor dem Zahnarzt dauerhaft besiegen möchte, kommt um **nachhaltige Strategien** deshalb nicht umher. Umso wichtiger ist das **sich eingestehen der Phobie** und die **offene Kommunikation darüber** – mit Familie oder Freunden, aber auch mit dem jeweiligen Zahnarztpersonal. Das Personal in einer Praxis mit Fokus auf Angstpatienten geht auf diese Thematik in der Regel bereits automatisch ein. Bei allen anderen kann der Hinweis, dass man an Zahnarztangst leidet und während der Behandlung beruhigt werden möchte ein hilfreicher erster Schritt sein.

*Wir hoffen, Ihnen mit dieser Sammlung einen praktischen Begleiter für den Weg heraus aus der Zahnarztphobie in die Hand gegeben zu haben!*

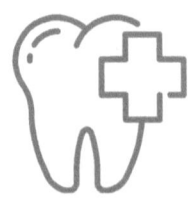

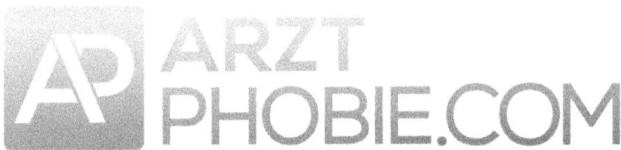

Zeitfracht Medien GmbH
Ferdinand-Jühlke-Straße 7
99095 Erfurt, Deutschland
produktsicherheit@kolibri360.de